AF296542

Td 24

CONSIDÉRATIONS PRATIQUES

SUR

LES BUBONS SCROFULEUX

ET LEUR TRAITEMENT.

PAR

M. F. GABALDA.

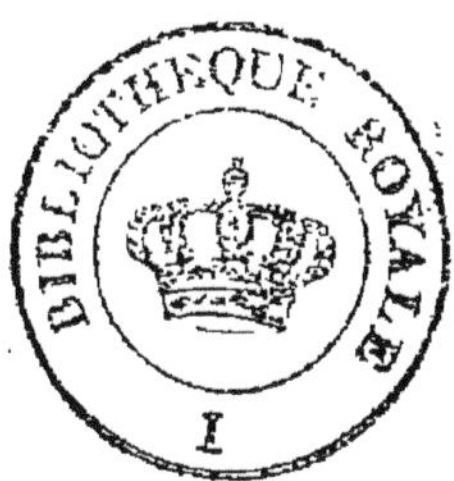

Extrait du BULLETIN GÉNÉRAL DE THÉRAPEUTIQUE. Janvier et mars 1846.

IMPRIMERIE
DE HENNUYER ET Cⁱᵉ, RUE LEMERCIER, 24.
BATIGNOLLES.

1846

CONSIDÉRATIONS PRATIQUES

sur

LES BUBONS SCROFULEUX

ET LEUR TRAITEMENT

par

G. F. GARNIER.

IMPRIMERIE
DE H. VANIER ET Cie, RUE LEMERCIER, 34.

1845

SUR LES BUBONS SCROFULEUX

ET LEUR TRAITEMENT.

La dénomination de bubon s'applique à toute tumeur inflammatoire aiguë ou chronique siégeant dans la région de l'aine.

Parmi les affections qui rentrent dans le cadre des maladies dites *vénériennes*, il n'en est peut-être pas sur laquelle il règne encore aujourd'hui plus d'obscurité, et je pense que, pour établir l'ordre et la clarté désirables en pareille matière, il est nécessaire de se placer au point de vue indiqué par Hunter, dans le passage suivant :

« Le premier pas dans le traitement des maladies, c'est de s'assurer quelle en est la nature ; et quand deux ou plusieurs causes produisent des effets semblables, il faut beaucoup d'attention pour distinguer un effet d'un autre, de manière à pouvoir remonter à la véritable cause de chacun. » (*Tr. de la syph.*, p. 492.)

Les bubons sont des lésions symptomatiques de plusieurs maladies, et ils sont loin d'avoir toujours les mêmes caractères, de telle sorte qu'il est toujours possible *de les distinguer les uns des autres et de remonter à la véritable cause de chacun*. En effet, chaque maladie susceptible de déterminer de semblables lésions leur imprime un cachet particulier : les bubons de la blennorrhagie ne peuvent pas être confondus avec ceux de la syphilis ; ces derniers ont des caractères qui les distinguent de ceux de la peste, etc.

En partant de ce principe on arrivera nécessairement à une division satisfaisante des bubons. Un court aperçu d'une semblable division fera mieux comprendre ma pensée sur ce point.

1º *Bubons de la syphilis.* On observe dans la syphilis trois variétés de bubons, qui sont : A. Bubon inflammatoire, simple ; B. Bubon virulent ; C. Engorgement indolent des ganglions de l'aine, du cou, etc. Ces trois catégories étant posées, il devient facile d'étudier les phénomènes qui sont propres à chacune d'elles, dans quelles circonstances différentes on les observe, etc.

2º *Bubons de la blennorrhagie.* La blennorrhagie détermine de petits engorgements ganglionnaires, douloureux, dans la région de l'aine. Ces engorgements n'ont ordinairement aucune tendance à la suppuration.

3° *Bubons des plaies simples.* Les plaies simples sont souvent l'occasion du développement de bubons inflammatoires. Ceux-ci ont un siége et des signes particuliers. Je n'ai pas à me prononcer, ici, sur cette question.

4° *Bubons de la scrofule.* Cette maladie produit des engorgements strumeux dans l'aine aussi bien que dans la région cervicale.

Je ne pousserai pas plus loin cette énumération, quoiqu'elle soit loin d'être complète, parce que je n'ai pas l'intention de décrire tous les bubons. Je voulais seulement faire sentir la possibilité de rattacher ces lésions aux différentes maladies qui les produisent et l'importance de cette division nosologique.

La dernière catégorie que j'ai indiquée (les bubons de la scrofule), va seule m'occuper dans ce mémoire. Cette affection, si commune et si souvent méconnue dans sa nature, est à peine indiquée par quelques auteurs, et nul ne l'a décrite suffisamment. Hunter a signalé, avec la sagacité qui le distingue, quelques traits de son histoire. M. Ricord, reprenant la tradition de l'illustre chirurgien anglais, s'est attaché à distinguer entre elles toutes les affections dites vénériennes. Je n'ai pas besoin de rappeler ici quelles grandes lumières il a apportées dans cette partie de la médecine. Pour ce qui est des bubons, en particulier, la nature scrofuleuse d'un grand nombre d'entre eux n'a pas échappé à son observation. C'est sous l'inspiration de ces idées, et d'après ses conseils, que j'ai essayé de tracer un tableau de cette affection.

Parmi le grand nombre de bubons qu'on observe dans nos hôpitaux spéciaux, les bubons scrofuleux sont, de beaucoup, les plus fréquents. Cette assertion pourra sembler paradoxale, au premier abord, aussi je me hâte de déclarer qu'elle n'est que l'expression de mon étonnement et qu'elle n'a pas pour but de choquer les idées reçues. L'opinion généralement admise sur les bubons, les fait considérer, sans distinction, comme une affection essentiellement syphilitique. Je partageais moi-même cette croyance et ce n'est pas sans étonnement, je le répète, qu'après un mûr examen, j'ai acquis la conviction, qu'un très-grand nombre de bubons, regardés comme syphilitiques et trop souvent traités comme tels, appartenaient à la scrofule. Je désire que les détails dans lesquels je vais entrer et les preuves que je vais fournir soient de nature à produire le même changement dans l'esprit de ceux qui partagent encore l'erreur que je viens de signaler.

Le caractère le plus général qui distingue les bubons scrofuleux est leur marche chronique. Les bubons inflammatoires simples ou virulents présentent une marche inflammatoire aigüe ; ceux-ci, au contraire, se développent très-lentemement, avec des phénomènes inflammatoires peu tranchés et incomplets, pour ainsi dire, et lorsque la tumeur a acquis son maximum de développement, elle persiste dans une période stationnaire pendant un temps toujours très-long. Le plus souvent les bubons scrofuleux débutent par l'engorgement d'un ou de plusieurs ganglions inguinaux. Cet engorgement s'accompagne d'une douleur sourde, peu intense, qui ne se révèle au malade que dans certains mouvements ou après une marche un peu longue. La tumeur augmente peu à peu de volume, et cet accroissement se fait par l'adjonction de nouveaux ganglions engorgés, et en même temps par l'hypertrophie progressive de ceux qui étaient déjà affectés. La peau qui recouvre la tumeur conserve sa coloration normale. La pression ne détermine que très-peu de douleur. Cet état peut persister pendant quinze jours, un mois, et quelquefois davantage ; du reste, les habitudes des malades et le genre de travaux auxquels ils se livrent, influent d'une manière notable sur la durée de cette première période, et sur la manifestation des phénomènes inflammatoires qui surviennent ultérieurement.

Au bout d'un temps plus ou moins long des douleurs vives se font sentir à l'aine ; la marche, qui jusque-là avait pu s'accomplir, devient impossible. La peau qui recouvre la tumeur présente une rougeur érysipélateuse ; elle devient adhérente aux ganglions engorgés, tandis que jusque-là elle glissait librement sur eux. A la tuméfaction dure des ganglions s'ajoute un empâtement du tissu cellulaire. En un mot, des symptômes d'inflammation locale viennent se joindre à ceux qui existaient déjà. Ceci survient quelquefois à la suite d'écarts de régime, d'excès vénériens ou de fatigue extraordinaire ; d'autres fois aucune cause appréciable ne paraît avoir provoqué ces accidents, et ils semblent alors résulter de la marche naturelle du bubon. Les moyens de traitement mis en usage peuvent aussi favoriser le développement de cette période inflammatoire. Des sangsues appliquées sur la tumeur au moment où elle est encore à l'état d'engorgement indolent m'ont paru avoir provoqué, dans quelques cas, une fluxion sanguine qui est devenue l'origine des phénomènes dont je parle. Une compression intempestive peut avoir le même résultat.

Il est facile de s'assurer que ces accidents ont beaucoup moins pour siége la tumeur elle-même ou du moins les ganglions engorgés, que le tissu cellulaire qui les entoure, et c'est ce que le reste de cette description démontrera surabondamment. Une fois dans cette voie, le bubon va présenter les symptômes d'une tumeur phlegmoneuse, tels que cha-

leur, battements, douleur, rougeur de plus en plus vive de la peau, etc.
Mais ces phénomènes communs à toute inflammation présentent, dans
ce cas, des particularités qu'il est bon de noter. Ils ont en général beaucoup moins d'acuité que dans une inflammation franche. L'intensité de
l'inflammation est loin d'être en rapport avec le volume de la tumeur,
tant à cause du peu d'énergie des symptômes locaux que par l'absence
de toute réaction fébrile. La rougeur de la peau est moins vive que
dans un bubon franchement inflammatoire; elle est diffuse, peu uni-
forme. L'empâtement du tissu cellulaire participe de ces derniers caractères, qui nous font très-bien comprendre pourquoi quelques auteurs
ont donné aux bubons qui nous occupent le nom de bubons érésipéla-
teux. S'il fallait chercher, en effet, un terme de comparaison pour donner une idée des phénomènes inflammatoires que présentent ces bubons,
nous le trouverions plutôt dans l'empâtement diffus, la coloration ob-
scure et quelquefois livide de certains érésipèles, que dans la tuméfaction
régulière et circonscrite et la rougeur vive du phlegmon.

Le travail de suppuration se fait lentement, sans douleurs bien vives ;
celles-ci ne sont accusées par le malade que lorsqu'on appuie sur la
tumeur ou lorsqu'il veut faire quelques mouvements. Le pus ne se col-
lecte pas en un seul foyer ; mais on voit, au contraire, plusieurs petits
abcès se former. Ce dernier fait est en rapport avec les nuances de coloration plus ou moins vive que présentait la peau. De plus, et c'est là
un des principaux caractères de la lésion qui nous occupe, la suppuration de la tumeur est toujours incomplète, ou mieux, elle n'envahit
qu'une faible partie du bubon. Le pus n'occupe que la couche de tissu
cellulaire placée en avant des ganglions, et, alors même que le travail
de suppuration est le plus avancé, et que la peau, amincie, est prête à
s'ulcérer, on ne sent la fluctuation qu'à la superficie de la tumeur, en un
ou en plusieurs points. Le reste du bubon est dur, et ne paraît nullement disposé à subir la transformation purulente.

Même à cette période inflammatoire, la tumeur est loin de se confondre en un seul foyer bien circonscrit, comme cela s'observe pour les
autres bubons. Elle est irrégulière, diffuse, et souvent formée de plusieurs lobes séparés par des scissures plus ou moins profondes. Quelquefois chaque ganglion s'enflamme isolément, et chacun donne lieu à
un petit foyer de suppuration distinct. D'autres fois plusieurs ganglions
se groupent sous un foyer commun de suppuration. Il est surtout une
disposition qu'on observe souvent dans la configuration des bubons
scrofuleux. Les ganglions placés au-dessus des ligaments de Fallope
s'enflamment en un groupe commun, tandis que ceux qui sont au-dessous forment un autre groupe. Le ligament trace un intervalle de sépa-

ration bien marqué entre les deux ; et la tumeur prend alors une forme bilobée ; la moitié supérieure est ordinairement plus volumineuse que l'inférieure. Chacun des deux lobes suppure isolément. Tantôt le travail inflammatoire s'accomplit simultanément dans les deux groupes de ganglions, ou plutôt dans le tissu cellulaire qui les entoure ; tantôt, au contraire, il se fait successivement dans chacun d'eux. Quelquefois même, ce n'est que lorsqu'une portion de la tumeur est déjà en voie de résolution que l'autre commence à s'enflammer. On peut voir, dans ces cas-là, tous les ganglions de l'aine être successivement affectés, puis la même lésion se manifester sur ceux qui sont placés à la face interne et supérieure de la cuisse, et lorsque la maladie a cessé de sévir d'un côté, ou même pendant qu'elle y sévit encore, les mêmes phénomènes se présenter du côté opposé. Nous citerons une observation chez le sujet de laquelle tous les ganglions des deux régions inguino-crurales ainsi que ceux du pubis ont été affectés.

Tous les désordres que j'ai signalés jusqu'ici se passent dans les ganglions superficiels, et je n'ai fait connaître que les progrès que la lésion scrofuleuse peut faire en largeur, pour ainsi dire. Il faut encore indiquer ceux qu'elle peut faire en profondeur, sous peine d'oublier un point important dans l'histoire de l'affection qui nous occupe. Les bubons inflammatoires simples et les bubons virulents siégent toujours dans les ganglions superficiels, et jamais on ne les voit ni avant ni après leur ouverture s'étendre aux ganglions placés en arrière du ligament de Fallope, ou plus profondément dans la fosse iliaque. Les bubons scrofuleux, au contraire, s'étendent souvent à ces derniers. On peut s'assurer de ce fait par la palpation dans la plupart des cas. On trouve alors au-dessus et en arrière de la tuméfaction de l'aine des ganglions engorgés dans la fosse iliaque. L'anatomie pathologique vient donner toute certitude à ce que j'avance.

J'ai eu cette année l'occasion de faire l'autopsie d'un malade entré dans le service de M. Ricord pour un bubon scrofuleux ulcéré. Ce malade était en même temps affecté de tubercules pulmonaires auxquels il succomba un mois après son entrée à l'hôpital. La dissection attentive de la région inguinale nous fit voir des ganglions volumineux formant la base de l'ulcération de l'aine ; en arrière de ceux-ci on en trouvait d'autres placés plus profondément et pareillement affectés ; en un mot, tous les ganglions de la fosse iliaque et du petit bassin participaient à l'engorgement strumeux.

Ces ganglions profonds, lorsqu'ils s'affectent, restent le plus souvent à l'état d'engorgement plus ou moins indolent ; mais quelquefois, au contraire, de même que les superficiels, ils provoquent l'inflammation du tissu cellulaire qui les entoure. On voit alors survenir des symptômes particuliers que je ne dois pas omettre de signaler. Deux fois, cette année, il m'a été donné d'observer les complications dont je parle. Dans les deux cas, le bubon superficiel avait été ouvert déjà depuis quelques jours, et la douleur causée par la suppuration du tissu cellulaire sous-cutané avait complétement disparu lorsque les phénomènes d'inflammation profonde se sont manifestés. Voici quels ont été ces phénomènes : Il y a eu de la fièvre avec redoublement revenant tous les soirs. En même temps une douleur profonde, avec élancements s'est fait sentir dans la fosse iliaque. Cette région, devenue rénittente, était sensible à la moindre pression, et les malades pouvaient à peine supporter le poids des couvertures. La cuisse était constamment fléchie sur le bassin, et le moindre effort fait pour opérer l'extension du membre inférieur arrachait des cris au malade. Des applications de sangsues ont modéré le mouvement fébrile, mais celui-ci n'a complétement disparu, ainsi que les autres symptômes, que lorsqu'on a pu donner issue au pus.

Tels sont les phénomènes qu'on observe pendant la période inflammatoire des bubons scrofuleux. Ces symptômes, ainsi que je l'ai fait remarquer, ont pour siége le tissu cellulaire qui entoure les ganglions et non les ganglions eux-mêmes. Ils constituent la période inflammatoire aiguë des bubons scrofuleux.

Voyons maintenant quels caractères va nous présenter la tumeur après l'écoulement du pus renfermé à sa partie supérieure.

Lorsqu'on ouvre un bubon scrofuleux ayant présenté les symptômes inflammatoires que je viens de décrire, il s'écoule d'abord une certaine quantité de pus véritablement phlegmoneux, louable ; mais à ce produit morbide en succède bientôt un autre qui est loin de présenter les mêmes caractères. Ce dernier consiste en une sérosité roussâtre tenant en suspension des flocons purulents ou pseudo-membraneux. Ces flocons deviennent de plus en plus rares, et la sérosité devient elle-même de plus en plus limpide à mesure qu'on s'éloigne du moment où le bubon a été ouvert. La plaie de l'ouverture reste béante, et au lieu de manifester quelque tendance vers la cicatrisation, elle devient fistuleuse, les bords s'ulcèrent, deviennent fongueux et prennent une couleur blafarde. Ces derniers caractères ont quelque analogie avec ceux que présente le bubon virulent ulcéré ; aussi est-ce sur eux qu'on s'appuie ordinairement pour admettre la nature syphilitique des bubons que je décris. Il suffit pour beaucoup de médecins qu'un bubon s'ulcère pour qu'il soit regardé comme virulent. Mais ne voit-on pas très-fréquemment aussi les lésions scrofuleuses s'ulcérer en quelque lieu qu'elles siègent? Il est facile d'ailleurs d'éviter l'erreur et la confusion que je signale, en étudiant avec soin les phénomènes de l'ulcération dans les bubons strumeux, et en les comparant avec ceux de l'ulcération syphilitique. Dans le premier cas, l'ulcération s'accomplit sans aucun travail inflammatoire local, et elle participe de la lenteur et de la chronicité, qui sont les caractères essentiels de l'affection qui nous occupe à toutes ses périodes. Autour du point ulcéré la peau ne présente point de rougeur, mais tout au plus une coloration livide. Le tissu cellulaire sous-jacent n'offre aucune rigidité, aucune turgescence. La plaie elle-même est fongueuse et d'une couleur grisâtre blafarde. Ce dernier caractère, qui est le plus saillant, offre en effet une certaine analogie d'aspect avec un bubon virulent ulcéré, dans sa période de progrès. Mais dans ce dernier cas la couleur gris-jaunâtre de l'ulcération tient à une production pseudo-membraneuse qui recouvre sa surface. Il est facile d'enlever ce produit en frottant doucement la plaie, et alors celle-ci est d'un rouge plus ou moins vif. Dans le bubon scrofuleux, au contraire, la coloration tient au tissu cellulaire lui-même, qui forme la surface de la plaie, et qui n'est recouvert par aucune fausse membrane, ainsi qu'il est facile de s'en assurer par le frottement. Dans le bubon virulent, l'ulcération fait des progrès rapides pendant les premiers jours, puis elle s'arrête, et on ne tarde pas à voir commencer le travail de cicatrisation. Rien de semblable ne s'observe dans l'ulcération scrofuleuse. Celle-ci persiste indéfiniment avec les mêmes caractères, sans qu'il soit possible d'établir deux périodes dans sa durée (une de progrès et une de réparation). Dans ce dernier cas, le fond de l'ulcère est toujours formé par des ganglions hypertrophiés, qui viennent quelquefois faire saillie au-dessus du niveau de la peau, et qui paraissent être le principal obstacle à la cicatrisation. Nous verrons, en effet, en parlant du traitement, que ce n'est qu'après avoir fait disparaître complétement les engorgements ganglionnaires, qu'il est possible d'obtenir une cicatrice définitive. Il est enfin un moyen de distinguer l'un de l'autre le bubon syphilitique ulcéré et le bubon scrofuleux qui est dans le même état, c'est l'inoculation. Tant qu'un bubon syphilitique présente cette coloration grisâtre qui lui donne de l'analogie avec le bubon scrofuleux ulcéré, il est inoculable, tandis que l'autre ne l'est jamais.

Tous les signes que je viens d'énumérer sont fournis par l'ulcération elle-même, et ils sont assez nombreux pour permettre de ne pas confondre le bubon scrofuleux avec le bubon syphilitique. Mais si l'on ajoute à ceux-là les signes fournis par l'ensemble de la tumeur, il n'est plus possible de conserver des doutes sur la nature de la lésion. L'ulcère du bubon scrofuleux est toujours placé à la surface d'une tumeur volumineuse formée par des ganglions engorgés et très-durs ; l'ulcération syphilitique, au contraire, a pour base le tissu cellulaire, et ne détermine pas par elle-même l'hypertrophie et l'induration des ganglions inguinaux. Je dois ajouter cependant que dans certains cas les deux principes morbides (scrofuleux et syphilitique) existant chez un même individu, donnent lieu à des phénomènes complexes sur l'analyse desquels j'insisterai tout à l'heure.

Quand les bubons scrofuleux sont arrivés à l'état d'ulcération que je viens de décrire, les douleurs, la gêne de la marche et les autres symptômes qui accompagnent la période inflammatoire disparaissent. Aussi, il arrive souvent que les malades reprennent leurs occupations. La tumeur persiste avec tous ses caractères pendant plusieurs mois et même pendant plusieurs années. L'ulcération continue de livrer passage à cette sérosité roussâtre dont j'ai parlé. Quelquefois la plaie se cicatrise avant que l'engorgement ganglionnaire soit résolu. Un nouveau travail inflammatoire ne tarde pas alors à se faire au-dessous de la cicatrice, et il survient un nouvel abcès qui s'ouvre spontanément et qui est suivi des mêmes phénomènes que le premier. Quand il existe plusieurs ulcérations sur différents points d'une même tumeur, des trajets fistuleux les font communiquer ensemble. Ces trajets peuvent avoir une assez grande étendue : j'en ai observés qui allaient de la région inguinale à la surface interne de la cuisse : d'autres labouraient toute la région inguinale d'un côté, traversaient le tissu cellulaire du pubis, en s'arrêtant par intervalle à des ulcérations strumeuses de cette région, et allaient enfin aboutir à des ganglions ulcérés dans l'aine, du côté opposé.

Je viens de présenter aussi exactement qu'il m'a été possible la marche la plus ordinaire des bubons scrofuleux. Il me reste, pour compléter ce tableau, à faire connaître quelques variétés dans lesquelles la nature strumeuse de la lésion ne se dessine pas avec des traits aussi nettement accusés, du moins à toutes ses périodes. Le plus souvent, ainsi que je l'ai fait remarquer, un engorgement indolent des ganglions marque le début de la tumeur, et persiste fort longtemps sans aucun travail inflammatoire aigu du tissu cellulaire péri-adénique. Dans certains cas assez rares on observe le contraire. La tumeur débute comme un bubon inflammatoire simple, et ce n'est qu'après l'ouverture de celui-ci que les engorgements ganglionnaires strumeux se manifestent. A partir de ce moment ceux-ci augmentent plus ou moins rapidement, la tumeur prend une forme irrégulière, la plaie reste fistuleuse et s'ulcère, la rougeur vive de la peau disparaît, en même temps que les autres symptômes inflammatoires, et elle laisse à sa place une coloration livide ; dès lors, en un mot, le bubon devient franchement squirreux, et ne diffère pas de celui que j'ai décrit tout à l'heure.

Dans les cas qui appartiennent à cette catégorie, le bubon succède ordinairement à un chancre ou à une blennorrhagie qui paraissent provoquer d'abord le développement du bubon inflammatoire simple de l'aine, et celui-ci devient à son tour la cause occasionnelle qui met en jeu la disposition scrofuleuse, toujours évidente chez les sujets qui présentent de semblables affections. Le mécanisme que j'indique est parfaitement en rapport avec la succession des faits.

Il est une autre variété plus importante que la précédente à cause de la gravité des accidents qu'elle détermine quelquefois, et des discussions théoriques qu'elle peut soulever : je veux parler du bubon scrofuleux succédant à un bubon virulent ou syphilitique.

Dans ce cas la tumeur reconnaît toujours un chancre pour antécédent ; elle débute comme la précédente par une inflammation phlegmoneuse du tissu cellulaire de l'aine. Une fois l'abcès ouvert, la plaie s'ulcère en suivant la marche que j'ai indiquée pour le bubon virulent. D'abord, en effet, les phénomenes sont identiques dans les deux cas, mais bientôt, s'il appartient à la variété que je vais décrire, le bubon présentera des symptômes particuliers. L'ulcération ne tarde pas à prendre la marche phagédénique et à envahir une étendue considérable de tissus. L'ulcère fongueux, recouvert d'un produit pultacé grisâtre très-abondant, pourra conserver pendant plusieurs mois et même plusieurs années la propriété virulente et inoculable. On aura alors affaire à un véritable chancre phagédénique, dont la mauvaise disposition est entretenue par les conditions scrofuleuses dans lesquelles se trouve le malade. C'est un fait intéressant sur lequel M. Ricord a depuis longtemps appelé l'attention. M. le docteur Hélot, de Rouen, a fidèlement résumé ce qui se rattache à la pathologie et à la thérapeutique de cette lésion dans un article publié dans ce journal, mai 1845, tome XXVIII, p. 329. Dans cette circonstance la nature ou plutôt la complication scrofuleuse de la lésion, n'est pas autrement manifeste que par la mauvaise disposition qu'elle imprime à la marche du bubon, mais dans d'autres cas les symptômes syphilitiques disparaissent au bout d'un certain temps pour être remplacés par d'autres qui sont de nature scrofuleuse. L'ulcération, au lieu de prendre la marche phagédénique et de s'étendre indéfiniment, se borne à une certaine étendue de tissu. Après le temps de durée propre au bubon virulent, elle cesse de fournir un pus inoculable, et présente même quelque tendance à la cicatrisation. Mais les ganglions qui étaient placés à la base de l'ulcération, et qui se sont engorgés pendant sa durée, viennent à leur tour s'opposer à une guérison qui se serait accomplie rapidement chez un sujet qui n'aurait pas présenté de dispositions scrofuleuses. Alors la syphilis cède la place à la scrofule, et l'on voit commencer une nouvelle série de phénomènes qui ne diffèrent en rien de ceux que j'ai déjà décrits comme appartenant au bubon strumeux. Ici le bubon virulent agit de la même manière que le bubon inflammatoire simple dans la variété qui précède : il est la cause occasionnelle qui met en jeu la disposition scrofuleuse. Toutes ces particularités ont été entrevues par Hunter, ainsi que le prouve le passage suivant : « Dans la description que j'ai donnée du bubon, j'ai cherché à démontrer qu'il y a des bubons qui n'ont rien de syphilitique, mais qui sont de nature scrofuleuse, et qu'il en est aussi qui ne se montrent vénériens qu'en partie, ou qui ne sont peut-être rien autre chose qu'une glande douée d'une disposition scrofuleuse dans laquelle l'action morbide a été déterminée par l'irritation vénérienne. » (Hunter, *du Bubon*, chap. IV, pag. 497.) Malheureusement la description donnée par Hunter est loin d'être aussi nette et aussi claire qu'on serait en droit de l'attendre après avoir lu le passage que je viens de citer.

Les variétés du bubon scrofuleux que je viens de décrire ne diffèrent entre elles que par la période de début ; dans les autres périodes elles offrent des symptômes communs. Il me reste à parler maintenant de la terminaison des bubons scrofuleux.

Ces bubons se terminent ordinairement par la guérison. Le plus souvent on les observe chez des individus qui sont affectés de la forme bénigne de la scrofule. On peut cependant voir survenir pendant leur durée des affections scrofuleuses graves auxquelles les malades succombent : tels sont, par exemple, les tubercules pulmonaires. Dans ces derniers cas, les bubons participent de l'état général, et s'ulcèrent indéfiniment, sans qu'aucune médication puisse exercer sur eux une influence favorable. A part ces exceptions, qui sont heureusement assez rares, les bubons scrofuleux guérissent par la résolution des ganglions engorgés et par la cicatrice des ulcères cutanés. Il faut distinguer les guérisons définitives de celles qui ne sont que momentanées. Souvent, en effet, ainsi que déjà je l'ai dit, les ulcères se cicatrisent avant que les engorgements ganglionnaires aient complétement disparu, et alors on ne tarde pas à voir se former un nouvel abcès et de nouvelles ulcérations. Lorsqu'au contraire la résolution des ganglions est complète, on obtient des cicatrices définitives.

En outre de ces recrudescences qu'on observe pour les bubons incomplétement guéris, il faut noter les récidives, qui sont fréquentes, et qui forment un des caractères les plus saillants de la lésion qui nous occupe.

Ces récidives ont lieu quelquefois du même côté, mais plus souvent peut-être du côté opposé. Le plus ordinairement les ganglions du côté gauche sont affectés les premiers ; puis, au bout de plusieurs mois ou de plusieurs années, ceux du côté droit le sont à leur tour.

Après avoir exposé les caractères propres qui distinguent les bubons scrofuleux dans leur marche et dans leurs symptômes, il me reste à examiner les *conditions étiologiques* particulières dans lesquelles ils se développent.

Ces bubons surviennent fréquemment chez des individus déjà atteints d'autres affections scrofuleuses. Parmi les malades que j'ai observés pendant l'année 1845, plusieurs ont présenté, en même temps que leur bubon, des lésions de nature scrofuleuse, telles que des engorgements tuberculeux de l'épididyme et du testicule, des engorgements des ganglions cervicaux, des éruptions dartreuses (eczéma, impétigo, etc.). Un malade, entré dans le service pour un bubon, y est mort avec des tubercules dans les poumons. Un certain nombre de malades, formant une seconde catégorie, ne présentaient pas de semblables affections pendant la durée du bubon, mais ils en avaient présenté auparavant. Ainsi, plusieurs m'ont assuré avoir eu, pendant leur enfance, soit des écrouelles, soit des éruptions dartreuses, surtout de la face et du cuir chevelu, soit des ophthalmies chroniques, etc. L'un d'entre eux avait subi, un an auparavant, l'amputation de la cuisse pour une tumeur blanche du genou. Je dois ajouter que chez un assez grand nombre de malades, aucune de ces affections ne s'est présentée ni pendant l'existence du bubon, ni avant son apparition. Mais chez ces derniers, le bubon a suivi une marche parfaitement identique à celle qu'il a affectée chez les malades des catégories précédentes. Est-il, d'ailleurs, permis de nier la nature scrofuleuse d'une affection par cela seul qu'elle est unique ? N'est-il pas très-fréquent d'observer des enfants chez lesquels il n'y a autre chose qu'un engorgement des ganglions cervicaux, et ces *écrouelles* n'ont-elles pas toujours été regardées comme des signes pathognomoniques de la scrofule ? Les bubons qui nous occupent sont les écrouelles de la région de l'aine. Leur forme, leur marche, leurs symptômes sont identiques à ceux de l'adénite cervicale. On ne les observe pas ordinairement chez les enfants, parce que les causes locales qui produisent les engorgements ganglionnaires, et que nous étudierons plus loin, n'agissent pas, à cet âge, sur les parties génitales. C'est l'action de ces causes occasionnelles qui détermine la production de l'adénite dans un point plutôt que dans un autre. C'est ainsi qu'il n'est pas rare de voir l'adénite cervicale se manifester aussi chez les adultes, lorsque ces derniers se trouvent dans des conditions favorables à son développement. A l'appui de cette dernière proposition, je citerai le grand nombre de jeunes militaires qui sont affectés d'adénite cervicale scrofuleuse. La *Gazette médicale* du 24 août 1844 a publié un Mémoire intéressant sur cette lésion. (*Mémoire sur l'adénite cervicale considérée chez les militaires*, par M. Am. Follet.) L'auteur s'attache à démontrer que les adénites cervicales que présentent les militaires ne sont pas des symptômes de la scrofule, mais qu'elles constituent seulement une maladie locale dont il fait connaître la cause constante. L'analyse de ce travail, qui renferme des conditions pathologiques en tout semblables à celles que j'ai indiquées moi-même pour les tumeurs de l'aine, me fournira quelques arguments en faveur de l'opinion que je soutiens.

« Les tumeurs ganglionnaires du cou, chez les militaires, ne sont *presque* jamais liées à l'affection scrofuleuse : c'est une maladie locale qui a presque toujours une cause locale immédiate. » Telle est la proposition dans laquelle se trouve résumée l'opinion de M. Follet. Ses observations ont pour but de démontrer que l'adénite cervicale peut se développer chez des individus qui ne présentent aucune disposition scrofuleuse, et par le seul fait d'une irritation locale. Je vais essayer de prouver, au contraire, que cette disposition scrofuleuse existe dans les cas cités par M. Follet lui-même, et que s'il est vrai, comme il l'a fort bien observé, qu'une irritation locale est la cause occasionnelle de la lésion qui nous occupe, il n'est pas moins vrai que cette cause n'agit qu'en vertu de la disposition scrofuleuse des individus, et qu'elle agit seulement chez les individus qui présentent cette disposition.

On remarquera d'abord que pour donner à sa thèse une apparence de vérité, M. Follet est obligé d'émettre une restriction singulière : « Les tumeurs ganglionnaires du cou, *chez les militaires*, dit-il, etc. »

Dans un autre passage de son Mémoire, il insiste avec plus de détails sur ce singulier privilége des militaires : « A peine si quelques auteurs laissent entrevoir, dit M. Follet, que les tumeurs ganglionnaires du cou peuvent être une maladie locale ; c'est qu'en effet les malades atteints d'adénites cervicales qu'on rencontre dans les hôpitaux civils, sont presque toujours atteints en même temps d'ophthalmies, d'ulcères, de dartres, de tubercules pulmonaires, de gonflements des os spongieux ou des extrémités des os longs, de caries, etc. La physionomie des hôpitaux militaires est bien différente, en cela, de celle des hôpitaux civils. J'avais longtemps fréquenté ces derniers, et je fus étonné, en entrant dans la chirurgie militaire, de trouver dans un état de santé parfait, souvent même dans un état florissant de vigueur, la plupart des militaires atteints d'adénite cervicale ; mais, d'un autre côté, je fus effrayé du grand nombre d'adénites cervicales qu'offrent les hôpitaux militaires, alimentés cependant par des hommes adultes, vigoureux, chez lesquels, pour la plupart, les conditions matérielles de l'existence ont été améliorées. J'en avais vu infiniment moins dans les hôpitaux civils, et pourtant ces derniers se recrutent parmi les individus de la classe pauvre, qui a une si large part des causes assignées aux scrofules. Je soupçonnai des différences essentielles dans la nature de ces maladies, etc. » (Mém. cité.)

Il me semble plus naturel d'admettre que les adénites qu'on observe chez les militaires sont de même nature que celles qu'on voit dans les hôpitaux civils, puisque dans les deux cas elles ont la même marche et les mêmes symptômes. Les différences qui ont frappé M. Follet me paraissent très-faciles à expliquer par les raisons suivantes. Les scrofuleux qu'on voit dans les hôpitaux civils sont ordinairement affectés de la forme grave de la scrofule. Ceux qui ne sont atteints que de la forme bénigne, et qui n'ont, par exemple, qu'une adénite cervicale, n'y viennent pas réclamer des soins, parce que leur état ne les empêche pas de vaquer à leurs occupations, et que d'ailleurs ils n'y seraient pas reçus. D'un autre côté, il n'est pas étonnant que cette forme grave de la scrofule ne s'observe pas dans les hôpitaux militaires, après tous les soins que l'on prend pour n'admettre dans l'armée que des hommes vigoureux et bien constitués. La forme bénigne, au contraire, celle qui peut ne se traduire que par un seul symptôme, tel que l'engorgement d'un ou plusieurs ganglions, une éruption dartreuse, etc., peut se développer chez des jeunes gens forts et vigoureux.

De ce qui précède, je crois pouvoir conclure, qu'au lieu de voir, comme le veut M. Follet, des différences essentielles entre ces états, il faut y voir seulement des différences tenant aux formes de la maladie. Cette distinction a été très-bien faite par un auteur cité par M. Follet lui-même : « Lalouette, dit-il, distingue les scrofules malignes des bénignes. » Cette division est, du reste, toute traditionnelle; l'observation journalière la confirme : aussi il est inutile d'y insister plus longtemps.

M. Follet a fait lui-même une remarque qui me semble tout à fait contraire à son opinion, et que je dois signaler. Après avoir énuméré le grand nombre de soldats qu'il a vus atteints d'adénites cervicales, il ajoute : « On est effrayé de pareils chiffres, et pourtant ce n'est rien si l'on pense que la plupart de ces individus étaient déjà entrés dans l'hôpital, et devaient y rentrer encore je ne sais combien de fois, car il est assez rare qu'ils sortent tout à fait guéris; et quand ils ne sont pas réformés, ils passent tout leur temps de service à l'hôpital ou en congé de convalescence. » Cette persistance des engorgements ganglionnaires, cette fréquence dans leurs récidives, ne sont-elles pas une preuve frappante en faveur de leur nature scrofuleuse ?

Pour prouver la thèse qu'il a avancée, M. Follet trace un tableau succinct de la forme grave de la scrofule ; il énumère toutes les affections qui se développent pendant son cours, et, de ce que ni ces affections, ni la cachexie qui les accompagne, ne se sont montrées chez les malades qu'il a observés, il en conclut que l'adénite cervicale n'est pas de nature scrofuleuse. Pour répondre à cet argument, nous n'avons qu'à rappeler que M. Follet, observant des malades affectés de la scrofule bénigne, n'a pas pu voir chez eux les symptômes qui appartiennent à la forme grave de la même maladie.

Le relevé des malades observés par M. Follet va encore nous offrir des arguments contre sa doctrine. « Sur quatre-vingt-six malades, dit-il, j'en ai trouvé un qui offrait les caractères physiques du scrofuleux, deux qui avaient des abcès froids, un qui avait des pustules du cuir chevelu, et un qui avait une maladie de Pott. »

Eh bien ! ces cinq malades, que l'auteur est bien forcé de considérer lui-même comme scrofuleux, présentaient des adénites cervicales identiques aux autres.

La dernière partie du travail de M. Follet est destinée à prouver l'influence d'une cause locale et particulière sur le développement des tumeurs ganglionnaires du cou chez les militaires. Cette cause n'est autre que le col raide et fort gênant, à ce qu'il paraît, que portent les soldats. Ici, je partage l'opinion de l'auteur sur l'influence de cette irritation locale. Mais, loin de la regarder comme exclusive et comme rendant suffisamment compte de l'affection qui nous occupe, je pense qu'elle n'est qu'une cause occasionnelle agissant en vertu d'une disposition scrofuleuse des individus. Je me trouve ainsi d'accord avec Lalonette, cité par M. Follet, et qui a remarqué *que les scrofules bénignes avaient été occasionnées à des enfants par des colliers trop serrés.* Cette manière de voir est la seule qui s'accorde avec les faits. Il ne suffit pas, en effet, d'avoir constaté une irritation mécanique locale, ni même d'avoir montré le lien anatomique qui établit un rapport entre la cause irritante et les ganglions lésés. Ces circonstances ne peuvent nullement rendre compte de la nature de l'affection. Elles sont communes à un grand nombre de maladies. En les considérant, ainsi qu'on le fait trop souvent aujourd'hui, comme des causes suffisantes, on ne s'explique pas pourquoi, dans un cas, elles déterminent une inflammation simple, tandis que, dans un autre, elles produisent une inflammation chronique et de mauvaise nature. En tenant compte, au contraire, de la prédisposition morbide, la nature de l'affection devient évidente, et les causes occasionnelles conservent, en même temps, toute leur valeur.

La description que nous a donnée M. Follet présente des caractères tout à fait semblables à ceux que j'ai assignés moi-même au bubon scrofuleux. La lésion est la même dans les deux cas ; il n'y a d'autre différence que celle du siége. Dans la région de l'aine aussi bien qu'à la région cervicale, les tumeurs ganglionnaires sont le plus souvent déterminées par des causes occasionnelles bien manifestes. Ce sont ces dernières qu'il me reste à énumérer maintenant. Ces causes sont ordinairement des lésions des parties génitales. Parmi ces lésions, une des plus fréquentes est le chancre. Le bubon scrofuleux peut s'observer avec toutes les variétés du chancre ; ce n'est pas telle ou telle forme d'ulcère primitif qui le détermine, comme cela s'observe pour les bubons syphilitiques. Le chancre n'agit dans le cas qui nous occupe que comme un irritant simple placé dans le voisinage des ganglions, et non pas comme un agent spécifique. Aussi le bubon scrofuleux présente-t-il les mêmes caractères lorsqu'il succède à un chancre simple, et lorsqu'il vient à la suite d'un chancre induré ; c'est-à-dire que dans les deux cas il se montre avec les symptômes que nous lui avons assignés et qu'il ne participe nullement à la nature spécifique des chancres. La fréquence de l'apparition des bubons strumeux à la suite des chancres a été souvent invoquée par ceux qui veulent absolument les considérer comme une lésion syphilitique. J'ai eu soin de présenter les nombreuses différences qui distinguent les bubons strumeux et le bubon virulent. Quant à l'opinion qui les fait considérer comme des symptômes de syphilis constitutionnelle, nous allons voir qu'elle n'est pas mieux fondée. Il n'y a pas la moindre analogie entre ces petits engorgements ganglionnaires indolents qui ne suppurent jamais et qu'on observe pendant la période secondaire de la syphilis, et les bubons scrofuleux. Si ces derniers étaient des symptômes de syphilis constitutionnelle, on les verrait survenir pendant la durée de cette maladie en même temps que les autres symptômes secondaires ; on les verrait suivre la même marche que ceux-ci, se manifester avec eux, disparaître sous l'influence des mêmes moyens thérapeutiques, etc. ; en un mot, on constaterait entre ces bubons et les différents symptômes syphilitiques le lien pathologique qui unit ensemble tous ces derniers. Mais il n'en est rien. Le bubon strumeux ne s'observe que par exception chez les syphilitiques qui sont en même temps scrofuleux. Il constitue, dans ces cas, une complication qui a une marche tout à fait indépendante, et le traitement qui fait disparaître tous les autres symptômes n'a sur lui aucune influence.

Ces détails suffisent pour prouver que si le chancre peut occasionner un bubon strumeux, c'est tout simplement en déterminant l'inflammation des ganglions de l'aine, et qu'il n'agit pas en vertu de sa nature spécifique.

La blennorrhagie peut, aussi bien que le chancre, être la cause occasionnelle du bubon scrofuleux. Il en est de même de toutes les plaies, ulcérations et lésions de nature quelconque qui siégent sur la verge, telles que phimosis, paraphimosis, herpes, etc. Chez un assez grand nombre de malades, il ne m'a pas été possible d'attribuer à aucune des lésions précédentes la manifestation du bubon, et celui-ci paraissait être survenu spontanément. Quelques-uns, parmi ces derniers, ont été affectés de bubons strumeux à la suite d'excès de coït. C'est surtout chez des jeunes gens de quinze à vingt ans que cette circonstance étiologique m'a paru évidente.

Traitement. Je m'empresse de dire que je n'ai nullement l'intention de proposer un moyen nouveau contre l'affection que je viens de décrire. Je crois qu'il est beaucoup plus important de chercher à régulariser l'emploi des différentes méthodes de traitement qui ont été proposées, que d'en inventer de nouvelles. J'ai cité, au commencement de ce travail, un précepte de Hunter qui venait sanctionner ma manière de voir, et qui indiquait en même temps l'intérêt pratique que ne peut manquer d'avoir l'étude des bubons au point de vue de leur nature. « Le premier pas dans le traitement des maladies, a dit Hunter, est de « s'assurer quelle en est la nature. » C'est là, en effet, le point capital de la question et le seul qui puisse jeter quelque jour dans le traitement de l'affection qui nous occupe. Malheureusement c'est celui qu'on a le plus négligé. On a proposé une foule de moyens contre les bubons, envisagés d'une manière générale, et on s'est peu inquiété de savoir si tel moyen qui convient contre les bubons syphilitiques était également applicable aux bubons scrofuleux, etc. Le préjugé médical dont j'ai eu occasion de parler, et qui fait regarder comme syphilitique toute tumeur siégeant dans la région de l'aine, a été surtout funeste quand il s'est agi de traiter ces tumeurs. Aussi voyons-nous encore aujourd'hui des malades affectés de bubons scrofuleux soumis à des traitements mercuriels d'autant plus prolongés qu'ils ont moins d'influence sur la maladie. Il serait superflu de chercher à prouver par les faits ce que je viens d'avancer. Il suffit de rappeler à tous les praticiens qu'ils ont eu à constater eux-mêmes l'inutilité parfaite de ce moyen, toutes les fois qu'ils l'ont employé dans des cas de cette nature.

Il n'entre pas dans mon sujet d'établir la médication interne qu'il convient le mieux d'administrer aux malades affectés de bubons strumeux. Ceci rentre dans le traitement de la scrofule. Je dois seulement examiner quels sont les moyens locaux avec lesquels on obtient le plus promptement la résolution des engorgements ganglionnaires de l'aine. Tout le monde sait avec quelles difficultés on arrive à un semblable résultat.

Les frictions résolutives avec l'onguent mercuriel, les pommades au protoiodure de mercure, à l'iodure de plomb, etc., n'exercent le plus souvent aucune action sur les tumeurs de cette nature. Cependant, lorsque ces dernières sont constituées surtout par l'engorgement du tissu cellulaire, et que les ganglions ne sont pas très-volumineux, ces frictions peuvent déterminer une inflammation plus vive dans la tumeur, amener la suppuration de celle-ci, et plus tard sa résolution complète. Il est rare néanmoins que, même dans cette variété, que j'ai indiquée comme étant la plus simple, on arrive à un résultat définitif seulement par les frictions et les applications résolutives ou excitantes. On peut alors recourir aux vésicatoires appliqués sur la tumeur. Il faut en appliquer plusieurs successivement. Ils agissent dans le même sens que le moyen précédent, en produisant la suppuration du tissu cellulaire. Mais, je le répète, on ne peut attendre un résultat favorable de ces deux moyens que lorsque la tumeur est constituée par un empâtement diffus du tissu cellulaire et qu'elle ne présente pas de ganglions durs et volumineux. Dans les cas où ce dernier symptôme existe, la cautérisation seule peut en triompher d'une manière définitive. De tous les caustiques qui ont été proposés contre le bubon, celui qui me paraît préférable est le caustique de Vienne. J'ai eu à traiter, pendant l'année 1845, dans le service de M. Ricord, plus de cent bubons scrofuleux par ce dernier moyen, et j'ai pu m'assurer qu'aucune autre méthode ne peut procurer une résolution aussi prompte et qu'aucune ne prévient d'une manière plus certaine les récidives qui sont si fréquentes dans l'affection qui nous occupe. Je vais exposer succinctement de quelle manière M. Ricord emploie le caustique de Vienne. Le premier jour, on applique une couche de pâte de Vienne ayant environ trois millimètres d'épaisseur et couvrant les deux tiers de la surface de la tumeur. Une demi-heure après cette application on met un cataplasme sur le bubon. Le cataplasme est renouvelé les jours suivants. L'eschare produite par le caustique se détache du cinquième au dixième jour. Cette eschare comprend ordinairement toute l'épaisseur de la peau. Après sa chute, le tissu cellulaire est mis à nu ainsi que les ganglions tuméfiés. Ceux-ci viennent faire saillie à la surface de la plaie. Il faut alors faire une seconde application de caustique sur les ganglions eux-mêmes. Cette opération n'est nullement douloureuse, contrairement à ce qu'on pourrait penser à *priori*. Cette nouvelle application produit une nouvelle eschare. A la chute de celle-ci, on renouvelle l'opération, et ainsi de suite jusqu'à ce qu'on ait détruit complétement les ganglions engorgés. Chez quelques malades, il a fallu faire jusqu'à douze applications de caustique pour obtenir ce résultat. Du reste, ce n'est qu'à la condition d'avoir fait disparaître complétement tous les ganglions engorgés qu'on pourra espérer de ne pas voir récidiver la tumeur. J'ai vu des malades chez lesquels la peau s'étant cicatrisée avant la destruction complète des ganglions, une nouvelle tumeur de même nature n'a pas tardé à se manifester. Lorsqu'on a obtenu la disparition complète de l'engorgement, il ne reste plus qu'à favoriser, par des pansements méthodiques, la cicatrisation de la plaie. Celle-ci se fait rapidement. On reste alors frappé de la netteté de la cicatrice et de son peu d'étendue, avantages auxquels on serait loin de s'attendre si l'on considérait seulement l'énorme perte de substance et la largeur de la plaie produite par le caustique.

Je me borne à ces courtes indications qui m'ont été fournies par l'observation, ne voulant pas entrer dans la comparaison des différents moyens qui ont été proposés par les auteurs. Du reste, la plupart de ces moyens agissent dans le sens de celui que je viens d'indiquer. Ce dernier a sur eux l'avantage d'agir avec plus de promptitude et d'une manière plus certaine; en outre, il est moins douloureux que la plupart d'entre eux. Les malades de l'hôpital du Midi s'y soumettent sans difficulté, ce qui n'a pas toujours eu lieu pour quelques procédés violents qu'on a voulu appliquer à ces tumeurs rebelles.